INSTRUCTION PRATIQUE

SUR LA VACCINE,

RÉIMPRIMÉE PAR ORDRE

DE L'ÉCOLE SPÉCIALE DE MÉDECINE

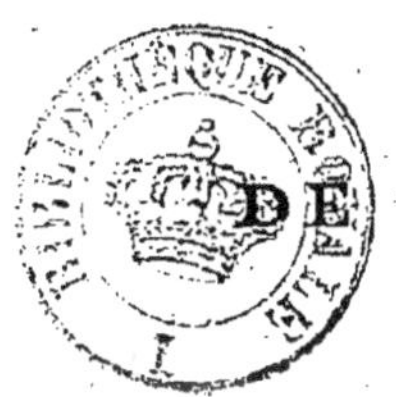

DE STRASBOURG.

~~~~~~~~~~~~~~~~~~~~~~~~~~~~~~~~~~~~

STRASBOURG,

De l'imp. de F. G. LEVRAULT, impr. de l'École de médecine.

AN XII (1803).
~~~~~~~~~~~~~~~~~~~~~~~~~~~~~~~~~~~~

L'École de médecine de Strasbourg, à qui cet ouvrage a été présenté par M. Charoy, Docteur en médecine, sous le titre et dans la forme d'une dissertation inaugurale, ayant jugé qu'il pouvoit tenir lieu d'une excellente instruction sur la vaccine et sur le mode de communiquer cette maladie si heureusement préservative, voulant d'ailleurs donner à son auteur des marques de sa satisfaction particulière, a adopté la doctrine qui y est contenue, et arrêté que l'ouvrage du docteur Charoy, auquel il n'a été fait que de légers changemens, seroit réimprimé et répandu, sous ses auspices, spécialement dans les départemens qui forment son arrondissement.

INSTRUCTION PRATIQUE SUR LA VACCINE.

La vaccine est une pustule inflammatoire, produite par l'insertion du virus vaccin sous l'épiderme d'un individu qui n'a pas encore contracté la petite vérole ou la vaccine.

§. I.er

Caractères de la vaccine.

On peut la reconnoître et la distinguer facilement de toute autre tumeur : elle a des caractères qui lui sont propres.

Les principaux sont : 1.º une forme circulaire, avec une dépression dans son centre ;

2.º Un bourrelet vésiculaire ;

3.º Une induration, plus ou moins intense, dans le tissu cellulaire de sa base ;

4.º Un cercle aréolaire.

On examinera en détail chacun de ces attributs.

1.º La dépression centrale se nomme aussi ombilicale, à cause de sa ressemblance avec l'ombilic. Des praticiens ont prétendu que cette forme n'est qu'accidentelle, qu'elle est l'effet de la petite cicatrice qui s'opère après la piqûre ou l'incision ; et on rencontre à la vérité quelquefois la vaccine sous une forme convexe. Mais, si la première forme ne lui étoit pas naturelle, on ne la lui verroit pas affecter si constamment, et on rencontreroit plus souvent de ces exceptions. Si elle n'est que l'effet de la piqûre ou de l'incision, elle ne devroit donc avoir lieu que dans les cas où l'on emploie l'une ou l'autre de ces méthodes : or, nous voyons que dans celle du vésicatoire et dans le cas de simple égratignure, où il n'existe pas de cicatrice, la pustule affecte néanmoins toujours la même forme ombilicale.

Quelques vaccinateurs interprètent le mécanisme de cet enfoncement, en disant que le virus vaccin n'a pas la force de détacher l'adhérence de la cicatricule : mais il a bien celle de soulever et de distendre le tissu cellulaire qui l'environne, et il soulève bien la petite cicatrice elle-même, puisque, dans le développement de la pustule, elle se trouve bien au-dessus du niveau des tégumens. Enfin, lorsqu'on vaccine par piqûre, il arrive quelquefois que l'on traverse l'épiderme en deux endroits, et que l'on fait ainsi un petit pont qui se cicatrise dans les premiers jours de la maladie. Quand le virus commence à se développer, on aperçoit souvent dans ce cas deux boutons adossés l'un à l'autre : ils ont bien la force de soulever ce petit pont et de détacher ainsi sa cicatrice, et ils conservent néanmoins chacun leur dépression centrale. D'après ces considérations, on peut conclure qu'elle est le premier caractère essentiel de la vaccine.

2.º Le bourrelet vésiculaire, qui forme le deuxième, résulte naturellement de cette dépression. Il est formé par un renflement de la peau, dont les petites loges sont remplies séparément du fluide vaccin, de sorte que si l'on ne pratique qu'une piqûre pour donner issue à celui-ci, on n'aura que la quantité de virus contenu dans la cellule ouverte ; il faudra l'espace de quelques minutes pour que la voisine vienne se dégorger dans celle-ci, ou bien il faudra faire d'autres piqûres autour de la pustule. Lorsqu'elle vient en maturité, le corps du bourrelet n'est plus convexe ou arrondi à sa superficie, mais il est plane. Dans le dernier temps de la dessiccation, il s'affaisse, principalement sur son bord externe, par le dessèchement de l'humeur qu'il contient. Il prend la couleur brune. Il est alors un peu moins élevé que le centre ; ce qui donne à la croûte la forme convexe.

3.º Le troisième caractère de la vaccine est l'induration du tissu cellulaire de sa base. Elle est inséparable de la vraie vaccine ; elle est assez profonde, plus ou moins intense, suivant le tempérament et l'embonpoint du sujet ; elle représente assez bien quelquefois celle du furoncle ; elle suit les périodes de la rougeur de la pustule, dont elle est inséparable ; enfin elle commence à diminuer avec l'aréole.

4.° Le disque, que l'on appelle aussi efflorescence, aréole, est une rougeur, plus ou moins vive, qui environne l'enceinte de la pustule dans son état parfait ; elle forme deux cercles séparés l'un de l'autre par un intervalle d'un rouge moins foncé. On l'aperçoit plus facilement sur certains individus que sur d'autres. Lorsque le sujet est foible, maigre, pâle, affecté de quelques maladies chroniques, elle n'est pas si intense ; elle donne ordinairement une foible couleur de rose. L'efflorescence ne dure guères que vingt-quatre heures dans son état parfait. Alors la nuance légère qui sépare les deux cercles, commence à pâlir de plus en plus et s'efface. Cette pâleur, qui n'est que la couleur naturelle de la peau, gagne peu à peu, d'un côté, le cercle externe qui s'éloigne et s'éteint, de l'autre, l'interne ou la pustule, qui entre dans la dessiccation.

§. II.

Communication de la maladie.

La vaccine n'est point contagieuse. La contagion en général se communique par effluve, par le toucher, les vêtemens, l'air, les alimens, la cohabitation avec un individu affecté de maladie ; c'est ainsi que se propage la petite vérole : or aucun de ces moyens n'a pu réussir encore à donner la vaccine. En vain on a manié son virus, en vain on l'a appliqué sur quelque partie du corps que ce fût, en vain on a fait coucher des enfans vaccinés avec d'autres qui n'avoient pas eu la variole ; l'infection ne s'est pas communiquée. Il a fallu pour cela des plaies, des égratignures, enfin un enlèvement ou au moins un soulèvement de l'épiderme. L'observation a appris aussi qu'il y a un choix à faire dans le vaccin ou la matière propre à communiquer la vaccine, dans l'époque à laquelle on doit le prendre pour l'employer, et qu'il faut en outre une certaine disposition de la part du sujet.

La communication de la vraie vaccine requiert donc trois conditions, que nous allons examiner séparément.

1.º *Aptitude du sujet.*

Tous les individus qui n'ont pas eu la petite vérole, sont en général aptes à contracter la vaccine. Un auteur distingué a dit de la première, *que ceux - là seuls en étoient exempts, qui ne vivoient pas assez long - temps pour l'attendre.* Des connoissances ultérieures et surtout l'expérience nous prouveront peut-être aussi un jour, que ceux-là seuls ne sont pas susceptibles de prendre la vaccine, qui ne vivent pas assez long-temps pour contracter les dispositions propres à la recevoir. En effet nous voyons souvent qu'un sujet, qui ne peut prendre la vaccine dans certain temps et dans certaine circonstance, la prend dans d'autres. Le comité central de vaccine en cite plusieurs exemples.

On n'a pas encore pu expliquer les véritables causes de cette inaptitude à recevoir la vaccine par les méthodes usitées. Quelques vaccinateurs pensent qu'elle dépend d'une disposition constitutionnelle particulière. S'il en étoit ainsi, cette idiosyncrasie devroit se rencontrer aussi fréquemment chez les enfans que chez les adultes; or l'expérience ne nous le montre pas.

Le comité de Reims a observé que les adultes d'une constitution sèche prenoient difficilement la vaccine. Quelquefois aussi les sujets ont contracté la variole dans leur enfance; ils ne s'en souviennent plus, ou les personnes qui les ont soignés ne les en ont pas instruits ou ne s'en sont pas aperçues elles-mêmes : alors cette inaptitude n'a rien de surprenant.

Nous devons espérer qu'on parviendra à vaincre celle

qui dépend de l'âge, par quelques préparations ou quelques méthodes nouvelles. Déjà le citoyen Chaussier à remarqué qu'en baignant et en frictionnant légèrement la peau, on réussissoit quelquefois à faire prendre la vaccine sur les adultes ainsi disposés. [1] Nous lisons aussi dans différens ouvrages qu'en Angleterre on a vacciné plusieurs régimens avec succès.

Lorsqu'on veut soumettre un sujet à l'inoculation de la petite vérole, on l'y prépare ordinairement quelques jours d'avance par le régime et des médicamens. Celui au contraire que l'on soumet à la vaccination, n'a pas besoin de préparations. La prudence seule, qui ne veut pas compromettre la vaccine, conseille de ne pas l'inoculer à un individu affecté ou menacé de quelque maladie qui pourroit mettre sa vie en danger. On évite de le faire sur un enfant dont la dentition s'opère difficilement ou qui auroit la fièvre. On a même observé, d'après des expériences suivies, que la gale, la teigne et les croûtes laiteuses, n'étoient pas un obstacle au succès de cette opération.

2.º *Du choix du vaccin.*

Pour réussir dans la vaccination, il faut employer du virus pris d'une pustule vraie, dans un temps opportun.

Le virus vaccin est desséché ou liquide. Celui-ci se prend de bras à bras; il doit être limpide et visqueux. Il acquiert ces qualités dans les premiers jours de l'apparition des pustules jusqu'à la formation de leur aréole; il les perd dans la période de la dessiccation, et alors il n'est pas prudent de l'employer, parce qu'il ne donne ordinairement plus de vrais boutons de vaccine. Si l'on plonge l'instrument trop avant dans la pustule, le sang sort avec le vaccin; on doit bien éviter de l'employer lorsqu'il est ainsi mêlé de sang, pour la même raison.

---

[1] Rapport du comité, p. 344.

Le vaccin desséché est celui qui, ayant été extrait des pustules, a été préservé du contact de l'air par quelques moyens que l'art indique. On en imprègne du fil ou du coton, que l'on conserve quelque temps pour l'usage. Les moyens les plus usités en France sont de petits verres plats ou creusés dans leur milieu : on en prend deux de même forme et de même grandeur; après avoir déposé le fluide vaccin sur l'un avec l'aiguille ou la lancette, on l'applique contre l'autre; on en cimente les bords avec de la cire. On a imaginé depuis peu de très-petits flacons de cristal, fermés à l'émeri, et dont le bouchon en forme de tige peut servir à ramasser le vaccin. Le virus, ainsi à l'abri de l'air atmosphérique, a conservé quelquefois sa vertu préservative pendant deux mois ou davantage ; mais plus il est ancien, moins il est efficace. Dans l'état de siccité, il est cassant et ressemble à une gomme pure et transparente.

3.° *Modes de vaccination.*

Les méthodes pour vacciner peuvent se rapporter à trois : la piqûre, l'incision, et les vésicatoires.

1.ʳᵉ Celle-ci est la moins sûre et présente le plus d'inconvéniens; c'est pourquoi on l'a abandonnée presque entièrement.

2.ᵉ L'incision est celle où l'on pratique, par le moyen d'une lancette ou d'une aiguille aplatie et tranchante vers sa pointe, de légères mouchetures en forme de scarifications. Il faut pour chaque moucheture tremper la pointe de l'instrument dans le liquide vaccin. On peut faire les incisions d'avance et passer ensuite, par dessus, la pointe de l'instrument, que l'on a trempée dans le liquide. Plusieurs praticiens ont adopté cette méthode.

Si l'on emploie le fil ou le coton, on en insère une petite portion dans chaque incision, que l'on recouvre de taffetas gommé ou d'une petite compresse, et d'une bande pour la contenir. On a renoncé à cette manière, parce qu'on a remarqué que ces fils, introduits dans la petite plaie, établissoient des points d'irritation qui empêchoient le développement de la vaccine et causoient souvent des accidens.

3.ᵉ La piqûre se pratique de même avec la lancette ou l'aiguille; mais, au lieu de la porter perpendiculairement sur la peau, on la porte obliquement ou horizontalement. Après avoir trempé la pointe de l'instrument dans le liquide vaccin, on assujettit d'une main le bras sur lequel on veut opérer, on en distend légèrement les tégumens, et de l'autre on insinue le virus horizontalement sous l'épiderme jusqu'à la distance d'une demi-ligne ou d'une ligne, de manière à ne pas exciter la sortie du sang. L'opération réussit lors même qu'il paroît un peu de sang; mais il est mieux qu'il n'y en ait point, parce qu'il n'est pas nécessaire et qu'il peut d'ailleurs effrayer l'enfant. Cette méthode paroît préférable aux autres, parce que le virus vaccin ne devant être porté qu'à l'orifice des vaisseaux absorbans, il semble qu'on est bien plus sûr de ne détacher que l'épiderme : si l'on se sert de l'incision, il est difficile de ne pas entamer le corps de la peau.

Si l'on emploie le virus vaccin desséché, il faut avoir soin de le délayer avec une petite quantité d'eau fraîche bien pure. La chaleur affoiblit le virus; c'est pourquoi l'eau chaude ne conviendroit pas. Si l'on prend une trop grande quantité d'eau, il se trouvera trop détrempé et n'aura plus d'efficacité; on ne doit donc employer que la quantité nécessaire pour lui rendre sa liquidité et sa viscosité première. On s'est aperçu que si on ne le délaye pas, et qu'on en introduise sous l'épiderme de petites parcelles, elles deviennent corps étrangers, causent de l'irritation et donnent les inconvéniens du fil.

Quoique le lieu de l'insertion soit indifférent pour le succès de l'opération, on choisit ordinairement une partie charnue. Afin d'avoir plus de facilité à voir et à suivre la vaccine dans sa marche, on l'applique sur la partie moyenne et supérieure du bras, plutôt postérieurement qu'antérieurement, surtout chez les enfans, parce que les pustules à l'instant de leur développement excitent souvent des démangeaisons, qui les portent à les gratter et à les déchirer. Dans la position indiquée, ils peuvent bien moins les atteindre. On fait ordinairement deux ou trois piqûres à chaque bras.

§. III.

Marche de la maladie.

Lorsqu'on a vacciné par piqûre un sujet propre à contracter la maladie, elle réussit toujours. On distingue ordinairement quatre périodes dans sa marche :

1.° La période d'inertie ;
2.° La période de développement ou d'accroissement ;
3.° La période aréolaire ;
4.° Enfin la période de dessiccation.

1.re *Période.*

La première commence du moment de l'insertion ; elle dure jusqu'à la fin du troisième ou jusqu'au commencement du quatrième jour. Lorsqu'on pratique la vaccination comme il a été recommandé, c'est-à-dire, en soulevant légèrement l'épiderme sans exciter la sortie du sang, on n'aperçoit aucune trace de l'opération pendant les premiers jours. On ne découvre même pas celle de l'instrument. On peut donc dire avec quelque justesse que le virus paroît assoupi à nos yeux. Si l'on pratique une piqûre jusqu'au sang ou une incision un peu profonde, sans doute il y aura dès les premiers jours une certaine rougeur dépendant de la petite plaie, dans laquelle on remarquera les traces de l'instrument. Mais cette rougeur pâlira et se dissipera bientôt, si l'incision n'a pas été trop forte, pour faire place à une nouvelle bien facile à distinguer; celle-ci paroîtra vers le quatrième jour. Alors finit la période d'inertie, bien distincte dans la méthode par piqûre.

2.ᵉ *Période.*

On aperçoit un point rouge ; si l'on passe le doigt par dessus, on sent un petit nœud dur. Les jours suivans il se développe un bouton, qui altère peu la couleur de la peau : le centre reste enfoncé, tandis qu'il s'élève circulairement un bourrelet, qui en croissant distend les cellules de la peau, les remplit d'une humeur limpide et visqueuse ; il présente quelquefois une sorte de froncement avec la dépression.

3.ᵉ *Période.*

Pendant le septième jour ou le huitième, la pustule commence à avoir un petit cercle rouge à sa base, qui devient adhérente au tissu cellulaire. Le vacciné éprouve de la douleur aux aisselles. Le neuvième, les symptômes fébriles se font apercevoir. Alors le cercle fait de grands progrès ; il a une rougeur plus vive : la pustule prend beaucoup d'accroissement, son bourrelet est applati à sa superficie ; il présente une couleur perlée, tandis que le centre est d'un gris bleuâtre. L'engorgement et la dureté du tissu cellulaire sont en proportion de la rougeur du cercle, qui s'étend rapidement et s'associe un autre cercle, dont il paroît séparé par une légère nuance d'un rouge pâle. Les deux cercles réunis présentent un et quelquefois deux pouces de diamètre, en partant du bord de la pustule. Les choses restent en cet état pendant le dixième jour.

4.ᵉ *Période.*

Le onzième et le douzième, une partie de ces symptômes commencent à diminuer. Le cercle aréolaire pâlit et s'éteint peu à peu. L'intervalle qui le partage en deux reprend la couleur naturelle des tégumens. La dureté diminue en proportion. Le liquide de la pustule s'épaissit et se trouble, le bourrelet grossit et s'étend aux dépens de la base. Les jours suivans, le centre se durcit et devient brunâtre ; il s'emble s'élever, parce que le bourrelet desséché s'est affaissé. Enfin, vers le vingt-quatrième jour, une croûte noire, ronde, un peu convexe, tombe et laisse une petite fossette, qui devient pour le vacciné un signe perpétuel du succès de l'opération.

§. IV.

Des effets constitutionnels de la vaccine.

Pendant la deuxième ou troisième période il se manifeste ordinairement un mouvement de réaction, qui s'annonce par de la douleur aux aisselles, de la chaleur, surtout dans les paumes des mains, rarement des vomissemens, un peu de fièvre et d'agitation. Si l'on suit attentivement le vacciné, on s'apercevra que pendant la période de dessiccation, cette réaction, quoiqu'agissant alors d'une manière presqu'imperceptible, produit néanmoins souvent une sorte de crise dépuratoire.

En effet, il n'est pas rare de rencontrer une augmentation dans quelques excrétions : tantôt c'est une légère sueur, qui se manifeste surtout la nuit ; tantôt ce sont des urines plus abondantes ; on a même vu quelquefois le ptyalisme. Si l'on examine l'état du pouls, on trouve qu'il diffère un peu de l'état naturel. Le professeur Chaussier en a fait le premier la remarque ; et il a observé que lorsque cette crise est contrariée, elle donne naissance à de légers accidens particuliers, principalement à des éruptions irrégulières et anomales.

Telle est la marche régulière de la vaccine. Mais elle est quelquefois plus ou moins précoce. On l'a vue rester inerte et comme assoupie jusqu'au neuvième jour et même jusqu'au treizième et quatorzième. Plusieurs fois on l'a vue hâter ses périodes, présenter son disque du septième au huitième, et laisser tomber la croûte vers le quinzième ou le seizième. Le tempérament ne paroît pas y contribuer. On a cru remarquer que l'âge plus avancé la rend plus précoce. Quelquefois le mouvement fébrile se fait sentir dès le cinquième et le sixième jour ; mais il suit ordinairement le développement de l'aréole. On ne peut pas précisément assigner le moment où la vaccine communique sa vertu préservative, ni comment elle la communique ; elle ne peut la donner que lorsque la petite vérole n'a pas la priorité sur elle. [1] On présume cependant généralement que c'est pendant la réaction, en opérant une certaine modification dans la constitution et en détruisant l'aptitude à la variole.

§. V.

Traitement.

La vaccine est une maladie si légère, qu'elle ne demande ordinairement aucun traitement.

Si, pendant le cours de la vaccination, il survient quelques maladies étrangères, c'est à elles qu'il faut faire attention ; la vaccine sans complication n'a pas besoin de remèdes. Le vacciné peut se livrer à ses amusemens, prendre le grand air, boire et manger à son ordinaire.

---

1. On a observé que le germe de la petite vérole, communiqué par contagion ou inoculation, peut rester pendant plusieurs jours sans donner des signes de sa présence. Si l'on vaccine l'individu qui porte ainsi ce germe avec lui, on n'empêche point par la vaccination le développement de la variole ; mais les deux maladies suivent chacune leur période sans se détruire mutuellement, ou bien l'une suspend seulement pour quelques jours la marche de l'autre, qui la reprend ensuite. Pour que la vaccine empêche la variole, il faut donc qu'elle ait son effet avant l'introduction du germe variolique.

Lorsqu'il se manifeste quelques mouvemens fébriles, il faut néanmoins diminuer un peu la quantité d'alimens, soustraire ceux qui sont trop irritans et échauffans, éviter le trop grand froid et la trop grande chaleur. Comme la réaction est bientôt dissipée, ces précautions sont bientôt inutiles; mais on doit en prendre davantage pour les pustules. Il faut veiller à ce que l'enfant ne les déchire pas, surtout lorsqu'elles commencent à donner des signes de leur développement, parce que c'est alors qu'elles excitent des démangeaisons chez quelques individus. Si elles sont déchirées à plusieurs reprises, il est à craindre qu'il n'en résulte des ulcères difficiles à guérir. Lorsque ce cas arrive, il faut faire en sorte de laisser former une croûte sur l'ulcère, et il se trouve guéri à la chute de cette croûte.

Les vêtemens trop étroits peuvent occasioner les mêmes accidens que les égratignures; c'est pourquoi il est bon que le vacciné ait des manches larges et du linge doux et propre.

On voit aussi quelquefois, au développement de l'aréole, une rougeur érysipélateuse s'étendre plus ou moins sur le bras. Cet accident ne demande aucun traitement particulier.

§. VI.

Variétés, fausse vaccine.

Lorsque la maladie n'a pas les caractères que nous lui avons assignés et qu'elle ne décrit pas ses périodes, elle n'est pas préservative. Elle prend le nom de fausse vaccine. On la reconnoît facilement. Elle s'annonce dès les premiers jours de l'insertion; elle excite de grandes démangeaisons. La pustule qu'elle produit s'élève en pointe, se remplit bientôt de sérosité trouble et jaunâtre; elle présente une rougeur et une dureté irrégulières, peu étendues; donne quelquefois de la douleur aux aisselles, n'a point de dépression ombilicale; elle se dessèche bientôt et disparoît vers le dixième jour, sans laisser de fossette comme la vraie vaccine.

On s'expose à n'obtenir que la fausse vaccine lorsqu'on emploie un virus dégénéré par son ancienneté ou par le contact de l'air ; lorsqu'on le prend de pustules trop avancées, comme dans le temps de la dessiccation, où le vaccin est trouble et épais ; lorsqu'on l'applique sur un individu qui a déjà eu la petite vérole, ou enfin qui n'a pas de disposition à recevoir son action. Si un individu a déjà eu la vraie vaccine, il n'est plus apte à la prendre une seconde fois. Si on la lui inocule, on n'obtient ordinairement que quelques rougeurs ou quelques pustules, qui se dissipent dans un petit nombre de jours.

La quantité de pustules ne détermine pas la vertu préservative ; une seule légitime est aussi efficace que le plus grand nombre.

Si l'on vaccine des personnes qui ont la gale ou d'autres affections de la peau, il faut éviter de faire l'inoculation sur les boutons mêmes. On a lieu de croire que le virus repris d'un sujet affecté de ces maladies, conserve toute sa vertu et toute sa pureté.

Conclusion.

D'après ce que nous avons dit, on ne peut s'empêcher de reconnoître :

1.º Que la vaccine a des caractères particuliers, qui la distinguent de toute autre maladie connue ;

2.º Qu'elle n'est point contagieuse et ne se communique que par insertion sur un individu propre à la contracter;

3.º Qu'elle suit une marche régulière ;

4.º Qu'elle opère toujours, mais souvent d'une manière imperceptible, des effets constitutionnels, par lesquels elle communique sa vertu préservative ;

5.º Qu'elle n'exige aucun traitement préliminaire ;

6.º Qu'elle préserve de la petite vérole, quand elle a la priorité sur elle ;

7.º Qu'elle n'a aucune suite fâcheuse.

Ces heureux résultats de la vaccine ont déjà retenti dans tout le monde. Aussi la plupart des gouvernemens de l'Europe lui accordent-ils une protection particulière. En France, le peuple seul apporte encore quelques obstacles à sa propagation. La méfiance que lui inspire sa nouveauté, l'insouciance, l'intérêt de quelques individus, les préjugés religieux, et, le croiroit-on? sa trop grande bénignité, empêchent ses progrès. Les ravages de la petite vérole, qui n'épargne personne, ont laissé chez lui une impression si profonde, qu'il ne peut se persuader qu'une maladie si légère puisse prévenir et empêcher pour toujours l'invasion de ce fléau dévastateur. Mais bientôt tous ces obstacles disparoîtront; l'expérience, qui se propage tous les jours, en lèvera la plus grande partie. Le peuple reconnoîtra qu'une nouveauté qui lui procure de si grands avantages sans jamais lui nuire, est véritablement son amie; il reconnoîtra aussi que, si la providence envoie le bien et le mal, ce n'est pas la tenter que de choisir l'un de préférence à l'autre.

F I N.